LETTRE

D'HYPOCRATE

A

DAMAGETTE.

TRADUCTION.

LEs affaires publiques & parti-
culieres qui m'occupent fans in-
tervale m'ont depoffedé tout à
fait de ce bien-heureux repos , où il m'é-
toit permis de joüir de moy-même; ce n'eft
pas , Damagette , pour donner du merite
à ma lettre ,que je me plains à vous d'être
emporté par ce torrent de conjonctures de
nôtre Republique ; mais pour me juftifier
de m'être paffé fi long-temps du commerce commun de nôtre efprit , & de nos pen-
fées , contentez-vous de ce témoignage , &
ne me reprochez pas mon filence. Voici
le détail de mon voyage d'Abdere , & de
la vifite que j'y ay renduë au fameux De-

mocritte. Nôtre Senat preſſé de finir avec
les Villes de la Grece les anciennes diffi-
cultez des Orages, m'engagea aux calendes
de Mars d'aller negocier avec les Abderiens. J'acceptay avec beaucoup de joye
l'honneur de cette députation, & ſi je vous
l'oſe dire en ſecret, le plaiſir de voir De-
mocritte me fut plus ſenſible que l'intereſt
même de ma Patrie, qui m'étoit confié
avec éclat. A quelques milles d'Abdere
tout le Peuple ſe répandit dans la campag-
ne pour venir au devant de moi, moins pour
honorer mon arrivée que par un empreſſe-
ment inutile de trouver auprés de moy,
la gueriſon de ſes maux. Vous ſçavez Damagette, combien ſans l'avoir merité mon
nom a fait de bruit dans la Grece, & à
quel point on s'eſt laiſſé prevenir en ma
faveur du peu de capacité que j'ay dans la
Medecine. Ces pauvres Abderiens ſe preſ-
ſoient pour m'aprocher, l'un ſe plaignoit
de debilité d'eſtomac, l'autre d'une pul-
monie, l'autre d'une tenſion de ventre qui
lui faiſoit apprehender l'hydropiſie ; ce-
luy-là de vertiges, & la pluſpart de dy-
ſenteries, dont ce climat eſt preſque toûjours infecté, ſoit parce que les ſables &
les rochers repouſſent la lumiere, & en-
tretiennent une perpetuelle incendie en
l'air, ſoit parce que les fruits qui y ſont

delicieux empoisonnent les corps ; mais comme il ne m'étoit pas possible de satis-faire à cette foule par mes reponses , je me renfermay à leur dire à tous (tenez-vous gays , & contens) nous nous verrons en particulier. Je ne vous diray rien de ce qui se passa à mon égard de la part du Senat de cette ville, j'en reçûs les honneurs ordinai-res , & finis en peu de jours avec luy les negociations qui m'avoient été commises, dont il seroit inutile de vous rendre un plus long compte , car je ne vous écris que pour vous parler du grand Demo-crite.

Je priay instamment ceux qui avoient les ordres de la ville de m'accompagner , de me conduire chez ce vray Philosophe, dont ils furent surpris , s'étonnans qu'un homme de ma reputation , disoient-ils, eût tant d'empressement de voir un Fol , mais un Fol dont la vie , les mœurs , & les ma-nieres étoient outrées , qui se sentoit luy-même si peu capable du commerce des autres hommes qu'il s'étoit jetté dans une solitude , où il ne voyoit personne , & où il passoit sa vie à rire seul , sans qu'on pût découvrir quelle pouvoit être la cause de sa maladie. Ah! mon cher Damagette , je pen-say ce que je ne leur osay dire , que la fo-lie étoit de leur côté; car y a-t-il homme dans noftre tems d'une plus exquife & d'une plus éminente fageffe.

A quelques pas de la Ville il y a un val-lon, duquel s'élevent un grand nombre d'avennes, & de peupliers qui le derobent à la vûe ; car on ne decouvre d'abord qu'u-ne plaine, & ce n'eft qu'en s'aprochant qu'on defcend infenfiblement dans un fond par des avenües d'arbres. C'eft le pur ouvrage de la nature, l'art n'y a point de part, & quoi que cette folitude foit dans le voifinage d'une ville celebre, l'é-cart y eft fi bien menagé qu'un Philofophe n'y a point à craindre la contagion du commerce du monde. Le hazard y a fait rencontrer tout ce qui fuffit au befoin du Sage, des eaux naturelles y tombent en abondance, des plantes & des fruits y croiffent d'autant plus falutaires, que la main des hommes n'a point alteré la nature, ny l'excez des faifons qui n'y peuvēt aborder, parce que ce lieu fe deffendant contre elles de tous côtés, n'interrompt point l'atten-tion du Philofophe, qui s'y trouve égale-ment à l'abry de la rigueur des tems, & du concours importun des hommes.

Comme nous defcendions, un de ceux qui me conduifoient me fit jetter la veüe par un endroit, par où je découvrois De-mocritte, je ne m'arreftay-là que quelque

tems pour admirer ce Philosophe fans
l'interrompre. Il estoit affis fur une
pierre à la porte de fa cabane, il me parut
de taille mediocre, extrêmement maigre,
le vifage large, les yeux petits, le nez grand
& fort aquilin par le bout, la barbe longue
& negligée, il n'êtoit vétu que d'un double fac qui lui laiffoit une partie des bras
& toutes les jambes nuës, il êtoit chauve,
& le peu de cheveux qui croiffoient autour de fa tefte marquoient fon grand âge
par leur extrême blancheur, il écrivoit fur
fes genoux & avoit autour de luy un grand
nombre de Livres, & un peu plus loin des
Cadavres d'animaux, que je jugeay bien
qu'il avoit ouverts & diffequés; aprés quelques momens d'aplication, il levoit fa tête
& la tournoit deçà, delà, en foûriant : quelques fois il pouffoit fes ris jufques à l'éclat,
& puis il retomboit fur fon ouvrage avec
l'aplication la plus profonde, d'où fouvent
il fortoit pour aller examiner ces animaux ; enfin l'empreffement de luy parler me fit defcendre, je jugeay à propos
d'être feul pour le mieux examiner & avec
plus de liberté. Je le trouvay la tête baiffée
attaché à fon ouvrage; je demeuray-là tran-
quillement pour ne pas le diftraire, & levant
la tête à fon ordinaire il m'aperçût : foyés
le bien venu, dit-il, qui vous fait venir à

qui vous fait aprocher d'un homme si peu
sociable que moy ? la voix publique, luy
dis-je, qui repand de si grandes choses de
vous ? Qui êtes vous, dit-il, qui parlez si
mal ? apparemment vous sortez de la foule des hômes, vous m'en imposez. Ne sçay-
je pas que la voix publique est la voix de ce
grand nóbre de fous qui concertent contre
la sagesse & la verité, qui ont interest de
faire regner l'ignorance, & de deshonorer
les Philosophes à cause de leur impruden-
ce à declarer la verité, ne laissez pas de
me dire vôtre nom, vôtre patrie, & le sujet de vôtre presence en ces lieux ? Je suis
Hypocratte, luy dis-je, plus connu par
le bruit d'une reputation mal fondée que
par un vray merite ; je vous connois, me
dit-il, vous êtes ce medecin fameux que le
Peuple enchanté de superstitions, croit être
le confident d'Esculape, je ne laisse pas de
vous distinguer du reste des autres hóm-
mes, le progrez que vous avez fait dans la
connoissance de la nature, & particulierement du corps humain, des alimens & des
plantes qui luy conviennent pour sa nourriture & pour la guerison de ses maux, est
assez connu par vos Ouvrages, vous me-
ritez que je vous écoute & que je vous
parle, approchez & prenez cette pierre
pour vôtre siége : çà que souhaittez-vous

de moy ? de sçavoir trois choses, luy dis-je,
sur lesquelles aprés toutes mes aplications
je suis peu content de moy-même. La premiere, ce que vous pensez de l'Auteur de la
nature & des Religions qui nous engagent
à des devoirs envers luy. La seconde, si les
mœurs des hommes dependent de leur temperament, ou du choix de leur raison. La
troisiéme, si l'homme est quelque chose de
plus que la matiere qui le compose ? si le
Feu qui l'anime est celeste, & durable aprés
sa resolution ? si la mort ne lui ôte que sa
figure, & non pas l'être ? Quand je ne vous
connoîtrois pas, ô Hipocratte, dit-il, les
trois questions que vous me faites ne me
découvrent que trop l'éminence de vôtre
esprit, & le merite que vous avez dans la
Philosophie, ayant atteint à ces trois ter-
mes, jusques où les hommes ordinaires ne
portent pas leurs pensées, ne vous atten-
dez pas à de grandes reflexions, voici ce
que j'en pense.

La pluralité des Dieux est une erreur
trop grossiere pour des Sages, il n'y a que
l'un de ces deux partis à prendre, ou de
n'en point croire, ou de donner l'ordre &
le mouvement du monde à certains cas
fortuits qui établissent par hazard la figure
& les images des choses : ou de n'en re-
connoistre qu'un, dont l'essence soit incom-

prehensible , qui soit au-dessus des tems ,
qui porte son éternité dans son sein , qui
soit tellement au dessus de nos idées , que
nôtre prudence doit détacher nôtre vûe de
dessus luy , pour ne l'admirer que dans ses
creatures.

La prevention de mes premieres écoles
m'avoit mal-heureusement engagé à l'insolente liberté de ces Sectes, qui composent
tout l'Univers de Points & d'Atomes , dont
le mouvement perpetuel étant incertain,
change les decorations du monde. Sur ce
detestable Principe , je traitois la Divinité
de mensonge, j'insultois la foiblesse de ceux
qui la reconnoissoient , & j'imputois à l'é-
tourdissement que produit la crainte dans
l'esprit des ignorans cette attache à la divinité & à ce faste des Religions qui lui
sont consacrées : mais vous le diray-je,
Hypocratte , je n'êtois pas d'accord avec
moy-même, ma raison vouloit un Dieu, &
enfin le tems , les voyages & les reflexions
libres m'ont desabusé, j'ay découvert qu'il
n'y avoit que l'ignorance gagnée par le
libertinage , ou l'artifice de vanité , qui
fait de l'impieté un merite de distinction,
qui put porter le cœur à cette rebellion.

Il y a tant de choses qui nous viennent
trouver jusques au fond de nous mêmes
pour nous forcer à croire qu'il y a un Dieu,

un Eftre infini , duquel fortent également
la fecondité, l'ordre, la beauté, le mouvement & la nature de toutes chofes. Ouvrez
les yeux, & Dieu fe trouve par tout à vôtre
vûë , vous ne voyez rien que l'homme ou
le hazard ayent pû faire , plus nous nous
appliquons , plus nous nous appercevons
de ce caractere de grandeur qui fe repand
par tout : de la baffeffe de la pouffiere à la
majefté de la lumiere , tout nous mene à
Dieu , l'immenfité des Cieux qui roûlent
d'un mouvement auffi rapide que regulier:
ces Aftres logez dans cet efpace infini : ce
flâbeau qui diftribue le jour : cette planette
inferieure dont la marche bizarre change
continuellement l'état des corps corrupti-
bles : cette maffe de terre qui s'appuye fur
elle-même , qui marque le centre de l'U-
nivers par la place qu'elle y tient , qui n'a
que des trefors dans fon fein, d'où fortent
les richeffes qui la couvrent, & la matiere,
& l'efprit qui forment tous les Vivans :
ces eaux qui rempliffent tous les abîmes ,
& qui par des routes à nous inconnues l'hu-
mectent par tout, & fe diftribuent en une infinité de rendez-vous, d'où elles fe repandét,
& fourniffent les campagnes de fontaines &
de rivieres : ce monde d'atomes legers qui
occupent le vuide de l'Univers , dont la
fluidité obeït aux autres corps de la nature,

qui cede fa place à la lumiere fans la quit-
ter, qui fait refpirer tous les Vivans ; mais
cet efprit devorant qui n'a point de domicile certain, qui fe trouve par tout enfeve-
li dans la matiere, qui s'en échape, qui
detruit tout, qui s'évanoüit faute d'aliment, & dont la fureur menace l'Univers,
& fert d'accent à la colere du Ciel ; enfin
ce partage des deux Mondes, l'un fans
corruption l'autre dans une revolution &
un paffage continuel de la deftruction à
la reparation, font les argumens parlans
de la verité de leur Auteur. Vous ne fçau-
riez faire un pas dans la recherche de la
nature que vous ne trouviez un miracle.
Regardez ce qui vous environne, exami-
nez-en les commencemens, tout vient de
rien, & tout s'en retourne à rien : les
cendres de la corruption fervent de germe
à la generation, tout fe trouve lié & de-
pendant, & fans peine, & fans embarras
les figures des chofes s'effacent & fe re-
nouvellent à noftre vûë, & nous mêmes
fuivons ce flux fans nous en appercevoir,
pendant que le détail eft dans cette inéga-
lité continuelle, la face de l'Univers eft
toûjours la même.

Ce changement par lequel paffent toutes les chofes d'icy bas, ne peut être l'effet du hazard & de ce mouvement imagi-
naire

naire d'atomes , rien n'étant mieux réglé, plus suivi , & plus durable que ce tour & retour de corruption , & de generation : tout meurt pour revivre , & tout vit pour mourir. Cet ordre de revolutions certain comme il est, ne marque pas moins la puissance de l'Auteur que l'éternelle incorruptibilité des Astres & des Planettes ; descendez plus bas, aprochés de la plus vile nature , un insecte, un ver a son ordre dans lequel l'un est toûjours comme l'autre par sa figure & par son instinct. qui voudroit arrêter ses yeux à les examiner découvriroit mille prodiges du Tout-puissant dans la fabrique de ces chetives Creatures : y a-t-il rien de plus magnifique que l'or , l'azur , & les couleurs brillantes , peintes sur les aîles des papillons de Chipre , & sur la peau des serpens de Lybie ? Y a-t-il artisan plus entendu que l'aragnée ? De prévoyance mieux executée que celle de la Fourmy ? Peut-on trouver plus de dessein, qu'il y en a dans la conduite des animaux de proye , plus de tendresse & de vrais soins qu'ils en ont pour leurs enfans ? Examinés la moindre des plantes, elle a dans son espece , sa figure & sa vertu uniforme & certaine. Enfin parcourés tous les objets , & vous ne sortirés pas de l'admiration ; ce qui paroit même être la

B

suite pure du hazard, comme le caprice
des saisons, l'inegalité dans les fruits de
la terre, ces tremblemens, ces tempêtes
sur la mer, les vomissemens de feu des
entrailles des montagnes, les Metheores
lumineux, le tonnerre, la foudre, & tout
ce qui nous surprend par des évenemens
extraordinaires, font des effets des causes
certaines dont les ressorts nous font inconnus, comme les crises qui surviennent dans
les causes des maladies.

Mais sans qu'il soit besoin de parcourir
ce grand Univers, admirons l'homme qui
en est l'idée. Ce seroit à vous Hypocratte,
à m'ouvrir ces misteres & à me conduire
dans cette nuit épaisse sous les voiles de
laquelle le Tout-puissant a caché tant de
miracles. Que de compositions, & que
d'ordre en si peu d'espace & d'étendue ! &
que d'abregé dans toutes les parties ! que
de beauté dans la figure ! que de facilité
dans l'usage de la vie ! que d'accord dans
l'organe des parties ! que de fidelité & d'u-
nion dans le sentiment exterieur ! quelle
infinité d'instrumens pour le mouvement
si prompt, si juste & si aisé ! que d'exacti-
tude dans l'ouye ! que de verité & de seu-
reté dans la vûe ! que de concert & de dif-
cernement dans l'odorat & dans le goût !
Cette machine si diverse dans sa composi-

tion, demeure dans une unité inviolable,
& dans son principe & dans son action.

Il y a un raport inconcevable des parties
aux parties, & des parties au tout. De sorte que l'action qui se termine à une seule,
est cependant l'action de toutes, & le
Tout-puissant a tellement achevé l'écono-
mie de ce monde racourci, qu'il a fait un
ornement de ses superfluités mêmes, par
les ongles & les cheveux. Ce seroit à vous
Hypocratte, comme je viens de vous le dire, de me tirer des tenebres. L'interieur de
cet homme ; ses os qui le soutiennent, &
qui établissent la forme de sa figure, leur
liaison ; leur commerce à la vie ; ses mus-
cles, ses nerfs, ses vaisseaux, qui sont autant d'instrumens & de canaux pour la
nourriture, l'action & le sentiment ; ses
chairs qui remplissent les vuides, qui forment la plenitude & la rondeur des parties, toûjours humectées, toûjours vivifiées,
par ce nombre infini de vaisseaux qui les
traversent de tous côtez ; cette pellicule,
qui les couvre quoyque mince & delicate,
ne laisse pas de soutenir l'atteinte des choses exterieures, de cacher le secret de la
machine, & d'y faire l'embellissement de la
figure : mais qui peut donner l'équilibre à
ce corps, pour la justesse de son mouvement, de sa marche & de son repos ? Il

n'eft établi que fur la plante de fes pieds,
& en toutes affietes, hautes & baffes, fans
attentió & fans peine, il trouve d'abord fon
plomb & fon équilibre dans les poftures les
plus contraintes, dans les mouvemens les
plus forcez, & dans la plus grande rapidité
de fa courfe. Qui peut comprendre la conduite des nourritures, les inftrumens & les
foyers deftinez à cet ufage? par combien de
parties les alimens paffent-ils pour parvenir
à la pureté où le feu vital les fait paffer en
la propre fubftance du corps?

Dans la premiere ils font broyez &
aglutinez d'une falive acide qui commence
à les cuire; dans la feconde ils font di-
gerez par la chaleur, & la bille diffolvan-
te qui les rend liquides; dans la troifiéme
ils font affinez & colorez; & dans les autres ils font vivifiez, & rendus capables
de l'union à la fubftance, & en toutes
ces coctions, il y a des feparations & des
excremens qui ont tous leur iffuë, ou par
les grandes voyes, ou par les tranfpirations.
Tout cet œuvre fe fait infenfiblement, &
fans interrompre l'action ordinaire.

Y a-t-il rien de plus admirable que l'au-
tre nourriture qui fe fait par la refpiration?
Qu'en penfez-vous Hypocratte? Ce grand
Ocean d'air, a fon flux & reflux, dans le

cœur des vivans, il y porte l'esprit & la
vivacité, & comme je le presume il meut
les poumons, & par eux les vaisseaux des
humeurs dont la fixation, & le repos fait
la mort. Nous respirons un air salutaire, &
nous l'expirons à l'instant, éteint, & cor-
rompu. C'est ce qui engage la servitude indispensable & perpetuelle de ces deux actions. Avec quel art le Tout-puissant a-t'il
construit les conduits de cette nourriture
celeste, si inaccessible à tous les autres
corps ? des membranes delicates, une épon-
ge concave, de foibles tuyaux reçoivent
cet air, & le repoussent de moment en
moment, sans discontinuer. Ils com-
mencent la vie par ce mouvement, & la
finissent par leur repos. Passons de ces miracles à d'autres bien plus surprenans, dans
une masse de moelle dont la teste est rem-
plie, où par l'examen le plus exact que l'on
en fait, on ne trouve que de petits ventri-
cules, & moins de detail que dans les autres parties ; la, par des progrés que nôtre
penetration la plus grande ne découvre
point, ce qui n'étoit qu'aliment & qui par
tant de differens soins de la nature a passé
du sang à l'esprit, s'eleve à une telle agili-
té par le degagement de tout poids & de
toute matiere terrestre (car ce n'est plus
qu'air & feu) qu'incessamment les images

des objets en font formées au premier raport des fens , nous ne pouvons aller plus
loin Hypocratte , comment fe fait le refte,
comment ces images font-elles durables,
comment l'une s'efface-t-elle par l'autre ?
où font rangées ces Idées infinies que les
fens excitent en nous à tous momens ? Mais.
d'où vient le difcours interieur , & la comparaifon qui fe fait de ces Idées qui donnent cette rectitude pour le choix ? le
mouvement pour la reflexion: cette vûë de
preference pour les decifions : cette vertu
feconde pour faire fortir de cette diverfité
d'Idées de nouvelles Images qui n'emprun-
tent rien des fens ? Qui peut établir ce pe-
tit monde d'efprits volatiles , leur impri-
mer un ordre , & leur donner cet état de
confiftance qui fait que l'homme demeure
dans l'état des mêmes difpofitions de raifon , d'opinion , & de connoiffance ? Et
enfin eft-ce un bouleverfement qui fe fait
de ces Images dans les vapeurs du fommeil
qui embarraffe les dormans dans des hiftoires fi bizarres ? Si cela eft , comme il
eft difficile de fe l'imaginer autrement, par
quel prodige cette affreufe confufion paffe-
t-elle au moment du reveil à la clarté de la
conftitution ordinaire?

Hypocratte , ce n'eft pas icy le lieu de
prouver dans toute fon étenduë la Divinité

par ſes œuvres viſibles. Aprés le peu de
reflexions que nous venons de faire, peut-
on s'obſtiner à ne pas reconnoiſtre l'excellence de cette nature univerſelle & le de-
pôſt que le premier Auteur luy a confié de
ſa puiſſance ? Il ne faut que des yeux pour
étre adorateur, comme je vous l'ay déja dit.
Il ne faut que ſortir de ce ſommeil peſant
où nous vivons dans l'uſage de tant de
prodiges pour eſtre penetré de la verité de
ce grand Ouvrier. La raiſon n'a plus de
peine, elle eſt ſa preuve elle-même, elle
nait convaincuë. La main qui l'a travail-
lée luy a laiſſé une impreſſion ſecrette qui
eſt pour elle un ſombre ſouvenir qui la ra-
pelle à Dieu pour peu qu'elle ſoit libre
d'erreurs qui la debauchent: elle ſe confir-
me dans cette verité, quand de l'examen
de toutes les choſes qui l'environnent, elle
revient à elle pour reconnoiſtre que l'idée
qu'elle a du vray, du bon, & du beau, ne
peut venir que de ce grand Auteur ; que
ſon niveau, ſon plomb, & ſon équere n'eſt
ny ſon ouvrage, puiſqu'il ne les a point
precedez, & qu'elle les a trouvés en elle,
ny celuy du hazard qui ne peut donner ce
qu'il n'a pas ; mais un don du Tout-puiſ-
ſant, qui s'eſt fait en elle une legere copie
de luy-même ; car c'eſt cette raiſon qui
regne par tout, qui s'eſt renduë maiſtreſſe

de l'Univers, qui en a sçu mettre en usage toutes les parties, qui a mis la nature dans sa beauté par les arts, dans son jour par les sciences, & par la politique contraint les hommes à livrer leur liberté pour leur repos. C'est cette raison qui parle de Dieu en eux malgré eux-mêmes. C'est cette raison qui se sent contrainte d'avoüer un Dieu, & de le publier par tout par la voix des Peuples & des Nations. Allez chercher par toute la terre, & vous ne trouverez pas de societé si petite qu'elle soit, qui ne reconnoisse un Dieu, de Nation si barbare qui ne l'invoque dans le concert universel qui s'établit parmy tous les hommes, sans estude, sans examen, & sans discours. Le Sage qui decouvre les preuves convaincantes de cette verité inspirée, a-t-il d'autre party à prendre que celui de reconnoitre, & d'adorer l'Eternel, le Tout-puissant & l'Ouvrier de toutes choses, cette necessité de croire un Dieu qui engage indispensablement les hommes à des devoirs envers luy, de sorte qu'il faut demeurer d'accord que le premier fondement de Religion est dans nôtre cœur, nostre raison l'y trouve, & bien loin de débaucher ce premier instinct, pourveu qu'elle ne soit ni étourdie par le trouble des cupidités, ny forcée par les exemples continuels, &

preſſans du libertinage, elle le perfectionne,
elle le fait éclorre, le cœur luy ſert d'apuy,
& elle devient la lumiere du Cœur. Cette
noble diſpoſition qui diſtingue ſi éminemment l'homme d'avec les animaux , n'a
pas été negligée par les politiques. Ils ont
reconnu tres-ſagement que l'homme étoit
plus ſuſceptible par ces endroits, que par
tous les autres, que les effets de la puiſſance, & de la force n'étoient pas durables,
qu'il étoit aiſé de paſſer de la crainte au deſeſpoir , & du deſeſpoir à des reſolutions
contre leſquelles l'uſage de ces grands moyens n'étoit pas toûjours heureux, mais ces
religions qui ſont naturelles au cœur , & à
la raiſon, qui intereſſent la Divinité , qui
font goûter leur ſervitude , & parce qu'elle eſt honorable, & parce qu'elle eſt le prix
certain d'une infinité de recompenſes , que
les Auteurs de leurs Loix , & de leur Doctrine ont preſenté comme un apas à l'a-
mour propre , ces Religions , dis-je , ſoû-
mettent les hommes , & les previennent
contre les amorces de la liberté : & quand
il s'en trouveroit quelques-unes dans le
corps des ſocietez , qu'une humeur plus
audacieuſe porteroit à ne point écouter &
à découvrir l'artifice de la politique , ils
ſont enveloppez par le grand nombre &
toûjours contraints de ſuivre ce mouve-

ment public, pour éviter le decry, & souvent leur perte. Permettez, Hipocratte, que je vous parle avec confiance, je dois croire par le merite de voftre efprit, & par le progrez de vos applications que vous n'êtes pas du nombre de ces impies, mais que fuivant la verité que vous n'avez point effacée en vous-même, qui vous rend fidele à la reconnoiffance de l'Eternel, vous n'êtes point la dupe de ce grand détail des Religions que la politique établit par toute la terre, felon l'état & le naturel des Nations: & comme vous loüez le deffein des Inventeurs, & qu'il eft de la fageffe & de la juftice, de n'interrompre point l'ordre de la vie commune; vous honorez, vous fuivez des Loix, des Ceremonies, des Doctrines & un Culte dont vous connoiffez les Erreurs, preferables aux plus grandes Veritez. Il eft donc trés-vray de dire que les Religions font fondées dans la nature, où la main du Createur en a gravé l'idée; tout le refte eft l'ouvrage de l'Homme; du Legiflateur, ce qui fe trouve de fage & d'ordonné; du Simple & du Craintif, les fuperftitions, les baffeffes, & les amufemens des fimboles & des reprefentations. Il faut convenir en general que ces établiffemens humains, qui figurent & rendent fenfible une Religion, font agreables à l'Eternel, il en approuve le deſſein, il en reçoit les vœux & les ſacrifices, il ſe plaît à ce culte que la raiſon des plus Sa-ges a inventé, il ſemble même que la di-verſité des formes ſous leſquelles les Peu-ples l'adorent differemment, eſt un cara-ctere de fécondité dans les honneurs que luy donnent les Creatures, il en donne des témoignages par des effets ſurprenans, pro-duits par des ſacrifices, & des vœux publics.

Mais ce qui donne encore du merite aux religions, c'eſt qu'elles ont toutes une pu-reté toute entiere, des maximes toutes juſtes, & de tres-loüables deſſeins ; enfin elles autoriſent les Loix ; elles maintien-nent les Etats ; protegent le Prince, & le Magiſtrat, & verſent ſur ſon front cette Majeſté qui attire le reſpect des peuples ; elles procurent le repos des particuliers qui la pluſpart ſans clarté & ſans force d'eſprit ſuccomberoient aux accidents de la fortune, s'ils n'étoient relevez par les eſperances qu'elles leur donnent, & par le vil prix qu'elles mettent à toutes les choſes de cette vie. Je voudrois bien, luy dis-je, que vous vouluſſiez deſcendre de ces conſiderations generales à quelque choſe de plus particulier, & vous ſervant de tant de decouvertes curieuſes que vous avez faites dans vos voyages, de me dire

un mot du caractere & du merite des principales Religions.

Il faudroit pour vous satisfaire, cher
Hypocratte, que l'âge ne m'eût pas effacé
les plus belles parties de la memoire, qui
sont l'ordre & l'abondance. Il n'importe je
sens du plaisir à vous parler & vous sçavez
m'écouter & me suivre. J'ay trouvé par
tout les Religions alterées, des principes
& des établissemens sages, suivies d'une
infinité de nouveautez, qu'un zele superfti-
tieux a incorporé aux premieres institu-
tions que la pure raison avoit introduites;
c'est le pas glissant de ceux qui gouvernent
les Etats, ils n'osent éclater contre ses dé-
bordemens, l'usage de la religion qui est
d'asseurer l'union publique & de mainte-
nir la place du Magistrat, se pervertiroit
si on vouloit étouffer la superstition, &
donner des bornes à la ceremonie, & au
culte: les hommes ne sont plus traitables
dés-lors qu'ils sont prevenus qu'il s'agit de
la cause du Ciel.

Cependant les Religions ne deviennent
odieuses & méprisables que par ce funeste
progrez que la populace aveuglée leur a
donné, & qui va quelquefois si loin que
tout ce qu'elles eurent de la sagesse des
plus grands hommes ne s'y reconnoist plus;
il ne leur reste qu'un mélange monstrueux
de

de traditions imaginaires, & de rittes ridi-
cules. C'est une des principales études qui
a occupé l'oisiveté de mes voyages : j'ay
essayé par tout de m'instruire de l'origine
des Religions, & par les monumens que
j'ay recherchez & par la vive instruction
de ceux qui me paroissent plus profonds
dans leurs Doctrines, aprés avoir demêlé
dans chacune l'ancien établissement qui est
toûjours le bon, d'avec les impuretez de
l'ignorance, je n'ay pas eu de peine à decouvrir le loüable dessein des premiers Inventeurs. Il m'a parû par tout qu'ils se sont
proposez la reconnoissance d'un Etre infini, ayant suivi en cela la doctrine de la
nature qui nous inspire que leur âge est si
profond dans l'abisme du passé qu'ils n'ont
plus de vestige dans la memoire des hommes, & qu'enfin ils sont tous sortis du fond
de l'Orient, & que si on leur peut attribuer aujourd'huy une Nation, ce ne peut
être que celle des Hebreux & des Caldéens
en ce qu'il n'y a qu'eux qui ayent la possession de l'antiquités, les idiomes & les caracteres qui leur en conservent le secret,
étant inconnus à toutes les autres Nations.
Les Egyptiens semblent avoir été les premiers qui ayent eu leur communication,
de laquelle ils ont tiré l'esprit des Reli-

gions , l'ouverture des sciences & le secret
de la magie, qui ont passé à nous, & de là
à tous les peuples de la terre. Mais ces
precieux deposts se sont bien alterez dans
le chemin qu'ils ont fait pour passer de
leur origine à cette participation univer-
selle , où ils ne sont plus que des images
effacées & des notions confuses , ausquel-
les il ne reste plus que le gout , & quelques traits du caractere de la premiere
origine.

J'ay apris de deux Alkemenes de Babilo-
ne sçavans Caldéens , que l'adoration for-
melle de Dieu n'a pas de plus ancien titre
que chez eux: ils m'ont fait voir la lettre, &
le caractere par lesquels ils signifient l'Eternel , où je reconnois clairement que les
Hebreux & les Egyptiens ont puisé : l'i-
mitation en est sensible. J'ay entrevû de ce
qu'ils m'ont communiqué de leurs autres
caracteres , & signes Traditifs , sur lesquels
la Religion du secret est inviolable (car
aprés beaucoup de confiance qu'on s'aquiert
auprés d'eux , ils découvrent leurs lettres
dont jamais Caldéen ne donna l'éclaircissement des misteres) j'entrevis donc aprés
de longues & de penibles reflexions que
non seulement ils reconnoissent , & adorent l'Eternel en luy-même par la pronon-

ciation d'une lettre ; mais qu'ils l'adorent
dans son œuvre, dans les planettes, dans
les cieux, dans la terre, dans les animaux,
& dans l'homme même, aussi bien que
dans tout le reste des parties de l'Univers.
De sorte que comme leur adoration se renferme dans la prononciation d'une lettre,
ils en ont une infinité dont l'intelligence
fait le fond de leur Doctrine qui est con-
stamment de beaucoup superieure à la nostre ; ils ont encore une autre établissement, si mes découvertes sont justes ; car
je ne vous cautionne, Hypocratte, que ma
sincerité. Ils pretendent que le grand œuvre est double, l'un materiel où nous som-
mes contenus, l'autre spirituel où sont une
infinité d'Esprits purs, dont l'attention
pour la participation à l'Eternel, & pour
la penetration du monde materiel, est incomprehensible à l'homme.

Ils ont quelques lettres, mais une infinité
de signes dont ils apellent l'intelligence,
magie, qu'ils mettent en usage pours'attiter
la communication de ces Esprits, s'aider
de leur cooperation, pour aller plus loin
que les causes naturelles, c'est par eux qu'ils
decouvrent la nature dans son action la
plus interieure, qu'ils suivent le mouvement, & l'ordre des Cieux, qu'ils jugent

C 2

de l'ascendant des planettes , de leur puiſſance à determiner les évenemens. Ils établiſſent l'Eternité anterieure de tout le
grand œuvre qui eſt demeuré dans un
ſommeil & un vain repos juſques à ce que
le premier Auteur l'ait reveillé , & ait
donné la vivacité à toutes choſes.

Le tems de ce reveil eſt une antiquité
inconnuë, l'Eternel l'a effacé de la memoire des hommes, parceſques'ils l'avoient ſçû,
diſent-ils , à force d'en examiner les cir-
conſtances, ils auroient découvert le ſecond
tems , qui eſt celuy du retour au repos , &
à l'interdiction de la nature : Ils donnent
peu de jour à l'obſcurité de leur Doctrine
ſur le ſujet de la nature de l'homme , ils
croyent , ſi mon examen eſt juſte , que le
germe humain êtoit dans le ſein du cahos,
que l'Eternel aprés avoir mis cette maſſe
dans ſon mouvement , & ordonné ſes parties le fermenta de ſon haleine , & en fit
éclorre l'homme double , qu'il diſtingua
par les caracteres du ſexe à l'uſage de la
fecondité, que ce germe n'a pas ſeulement
la force de figurer la matiere, il a encore
en ſoy la vertu de l'eſprit , pour animer
cette matiere figurée, que cette vertu eſt in-
finie , & que le feu qu'elle allume dans
chaque homme eſt une étincelle éternelle

qui ne s'éteindra jamais , qui use le corps
comme la lumiere d'un flambeau , confu-
me l'aliment qui le nourrit , qu'aprés la
resolution cette étincelle s'exhale & va se
réunir à cette vivante lumiere qui éclaire la
presence de l'Eternel : ils ont un grand
nóbre d'autres dogmes dans la circonser ēce
de leur Religion : ils disent que le grand
Univers est un Autel dont toutes les parties
sont des dons sous la main de l'homme ,
pour être offerts par luy au Createur , qu'il
n'y a aucune de ses parties qui n'ait en soy
l'Idée de Dieu , qui peut estre adoré en
elles , mais que l'homme est l'achevement
de son ouvrage , & plus digne de servir de
sujet à l'adoration qu'on doit au Tout-
puissant , c'est ce qui a donné l'ouverture à
l'Idolâtrie , car les premieres Nations gros-
sierement informées de ces Doctrines , au
lieu d'adorer Dieu dans son ouvrage , se
sont arresté dans la Creature , & ont ou-
blié le Createur , ils ont fait l'objet de
leur adoration de ce qui n'en devoit être
que le sujet, ils ont élevé des figures & se
sont épuisez dans la prostitution de leur
abomination , & nous mêmes,cher Hypocratte , nous vivons dans l'heritage de ces
imposteurs , que la longue antiquité ne
laisse pas de nous rendre venerables.

C 3

Pour les loix & les maximes de la Religion des Caldéens elles sont si envelopées de mysteres, que le détail nous en est impenétrable; je n'en ay pû rien decouvrir que par les déhors; ils se distinguent par une grande modestie , par beaucoup de menagement dans le commerce avec les étrangers ; ils aiment la solitude qu'ils employent à la priere & à la recherche des veritez cachées de la nature ; ils affectent de paroistre absorbez dans une perpetuelle speculation de connoistre les causes occultes, de trouver dans leurs lettres & dans leurs signes simboliques, un grand nombre de veritez revelées; d'avoir une intime & trés-particuliere communication avec les Esprits les plus purs; ils disent que s'ils n'étoient pas liez au secret indispensable qui leur est confié , ils changeroient la face du monde par les lumieres qu'ils y repandroient , les hommes connoistroient la verité qui leur est inconnuë , par une participation sensible au monde spirituel , ils se desabuseroient de la plus grande partie de leurs opinions , concernant la nature qui les environne , & le mouvement qui les conduit : desorte que leur Religion consiste en une connoissance abstraite , incommunicable au dehors, du merite de laquelle

on ne peut juger, & à une adoration toute
interieure, comme je vous l'ay déja dit, qui
s'atache à quelque objet creé dans la reflexion duquel ils adorent le Createur :
ils observent quelque ordre dans les jours;
au premier de sept, ils s'apliquent à la con-
sideration du Ciel, ils employent le second
aux planettes, le troisiéme aux élemens,
le 4. à la terre, le 5. aux eaux, le 6. aux
animaux de tout genre, le 7. à l'homme, & tout cela par pensée, & quelque
prononciation de lettre, sans aucun simbole
ny figure exterieure, la Doctrine fonditive
est leur seul Titre. Leurs livres qui sont
impenetrables par les signes, les figures &
l'assemblage extraordinaire de leurs lettres, n'ont point d'authorité, (ce ne sont
que des deposts pour la facilité de leur
memoire, & pour l'instruction de leurs
enfans, ils n'y croyent que ce qui est con-
forme à leur tradition.

Les Hebreux, sont dans la même possession de l'antiquité, avec cette difference
qu'ils ont des Titres & des Livres qui
fixent à peu prés une origine, au lieu que
les Caldéens n'ont point de datte, & ne
laissent point voir de temps, ny d'histoires
qui les ayent precedez : c'est tout ce qu'ils
ont de singulier sur les Hebreux qui les sur-

paſſent d'ailleurs en toutes choſes, au moins
ſelon l'opinion que j'en ay conçuë, aprés
en avoir examiné long-tems la comparai-
ſon je remarque que c'eſt une ſeule famille
qui s'eſt diſtinguée dans les premiers temps,
par un devoüement à l'Eternel. Il faut
qu'une éminente ſageſſe, & une prudence
raffinée, en ait conduit les chefs, car pour
aſſujettir la poſterité qui en devoit ſortir,
à un reſpect indiſpenſable, & à une certaine confiance, ils ont laiſſé dans l'hi-
ſtoire de leurs traditions, que le Tout-
puiſſant les avoit choiſis entre les Nations
de la terre, qu'il avoit noüé un pacte avec
eux dont la condition étoit de ſa part, la
perpetuité, & la domination ; & de leur
part une attache inviolable à ſon nom , &
une ſoûmiſſion à ſes Loix. Le Sceau de ce
pacte étoit l'effuſion du ſang de tous les enfans maſles dont ils ſacrifioient le prepuce
auſſi-toſt qu'ils voyoient le jour. Cette famille qui ne s'eſt point écartée d'elle-même eſt devenuë uneNation conſiderable,
qui demeurant attentive à la liaiſon de ce
ſang, par la diſtinction des ſignes & des
degrés par où elle eſt deffenduë, entretient
chez-elle le ſentiment toûjours preſent de
conſanguinité qui les unit inviolablement,
au lieu que ces traces , & ces paſſages con-

tinuels d'un âge à l'autre s'effacent par tout
ailleurs.

Dans la suite des temps il s'eſt élevé uu
homme d'entre eux d'une haute & ſubli-
me intelligence, & qui me paroit ſupe-
rieur à tous ceux qui ſe ſont diſtinguez dans
le Cours des ſiecles. Nous n'avons point
d'autres témoins de ſes faits que luy-même qui eſt l'Auteur des Livres qui conſa-
crent ces peuples, qui portent le titre de ſon
origine, & de ſa Religion. Mais qu'il ſoit
l'ouvrier ou l'hiſtorien ou l'inventeur
de tant de faits heroïques, il eſt égale-
ment loüable, & digne d'avoir le premier
rang parmi les hommes, s'il eſt veritable,
il a paſſé la porte humaine, s'il ne l'eſt
pas on ne ſçauroit aſſez admirer ſa ſageſſe
qui a perſuadé tout un Peuple ſans que la
preſence de tant de grands hommes qui ne
le quittoient point de vûë l'ait interrompu
dans ſes conduites ny l'ait ſurpris dans le
moindre de ſes deffauts qui ſont inſepara-
bles de l'artifice, & de la ſuperſtition. Sa
Sageſſe eſt encore plus remarquable par la
pureté de ſa Doctrine, & par la ſainteré
qu'il a repanduë dans les Livres qu'il a ex-
poſez. Il s'eſt allié par là avec le Ciel qui
ne concertoit point avec luy : il a engagé
les cœurs par la voye de la juſtice : il a

employé avec excellence les trois moyens
que la plus fine politique infpire pour bien
ferrer les liens de la focieté , & en perpe-
tuer l'union ; l'intereft du fang , une morale fans reproche , & des pɪomeffes d'une
felicité prochaine pronócées fous la caution
de tant de faits qui ont paru pour des prodiges ; ce qui decouvre encore l'éminence, & la vraye folidité de cette fageffe
eft l'experience de tant de fiecles ; aprés
lefquels fa Religon eft auffi vivante que
lors de fon origine. C'eft toûjours le
même Peuple , les mêmes Loix , & le même Dieu , & les mêmes efperances. Voilà
le caractere du Legiflateur des Hebreux.

Il feroit difficile , cher Hypocratte , que
vous euffiez ce detail auffi prefent que moy,
les Hebreux font réünis & renfermez dans
leurs circonferences , ils fe communiquent
peu au dehors , & vous fçavez comme
moy , à quel point nôtre vanité nous fait
méprifer les autres Nations , & nous laiffe
dans l'ignorance de leurs hiftoires , & de
leurs mœurs. Pour moy qui me fuis defabu-
fé de cette erreur de la patrie, je n'ay pouffé
mes voyages jufques aux extrèmitez de la terre, que pour étudier les peuples qui l'habi-
tent, & pour juger du vray bon , & du vray
beau , par la comparaifon qui eft affeure-

ment la meilleure de toutes les mesures.

Je me suis fort attaché à l'examen de la Religion des Hébreux, en quoy j'ay été secouru par la communication d'Abiazare Docteur celebre de cette Nation. Ils reconnoissent un Dieu dans une idée bien plus magnifique qu'on ne fait par tout ailleurs. Ils le rendent attentif aux actions des hommes. Ils établissent une histoire où toutes ses actions sont deduites avec un ordre, & une netteté incomparable. Avec la profonde antiquité, on y trouve par tout la vertu preferée au crime, l'adoration de Dieu recommandée, un choix d'hommes justes, & une reprobation d'impies, des avantures qu'une confiance excessive, & une prevention aveugle peuvent seules rendre croyables. Un homme contracte avec le Tout-puissant, il reçoit ses promesses & ses ordres, il se distingue par un simbole, & de cet homme il en est sorti une Nation, non pas par un mélange confus de familles, ny dans l'obscurité des âges, comme je viens de vous le dire ; mais par des routes de generations qu'un soin religieux a consacrées dans tous les tems, & dont la memoire & l'énumeration fait une partie de leur Religion, & le titre des promesses qu'ils pretendent que Dieu ait attachées à leur sang. Il paroît que leur Religion s'est formée à mesure qu'ils se sont multipliez, car elle n'a que fort peu de caractere dans son origine & lors qu'ils sont parvenus de ce grand nombre qui les a fait un peuple considerable, il leur est né ce grand Legislateur dont le nom n'est connu que dans le secret de leur sanctuaire. Il leur a presenté des Loix qu'il leur a certifié avoir reçûes de l'Eternel aprés une communication sensible avec luy, mille prodiges ont paru, ou aux yeux ou à la credulité de ce peuple, qui ont éternisé le respect de ses paroles. A la faveur de cette profonde autorité, il a établi une Religion dans laquelle il renferme & les devoirs à l'Eternel, & les esperances d'une felicité suprême, & les interests du sang & de la fortune, afin de la rendre par cet engagament universel de tout ce qui regarde l'homme, & plus certaine, & plus inviolable ; & pour ne pas laisser de liberté à l'esprit, il fait entrer la Religion dans toutes les actions de la vie humaine. Un Hebreu ne sçauroit faire un pas qu'il n'ait une Loy qui le regle, tout a raport au Ciel, tout est observation, obeïssance & culte. Ce Legislateur incomparable a commencé à determiner

miner l'incertitude des mœurs des hommes par l'établissement d'une doctrine d'é-
quité, qu'il a partagé dans des Loix, ou
des Maximes qu'il a ou inspirées du Ciel, ou
dignes de luy : par là il a soutenu le cœur &
l'a rendu capable d'un veritable zele. Dans
cette disposition il a devoilé la Divinité, &
l'a fait voir dans la magnificence de ses
œuvres, dans la profusion de ses bienfaits,
dans la terreur de ses vengeances ; d'un
côté une distinction de biens sans nombre,
& une domination sans fin, de l'autre l'a-
neantissement, la mort, une éternelle de-
solation. Il n'a pas eu de peine aprés ces
preventions à imposer le joug de la Religion qu'il avoit ou reçûë ou composée, &
comme il connoissoit parfaitement la nature de l'homme dependante des images,
& des figures qui determine ses actions interieures les plus abstraites : il a caracterisé
la Religion par des simboles, par la con-
struction d'un œuvre materiel dont l'art est
misterieux, auquel il a donné un rapport
à la Divinité même : il a ordonné des sacrifices dans un détail de ceremonies, de prieres & de victimes : il a choisi des Ministres
d'une même branche de famille, à la teste
desquels il a mis un Chef, qui porte &
dans ses vétemens, & sur son front une Ma-

D

jefté que la prevention des Hebreux rend
fenfible. Toutes ces formes font d'une é-
tenduë, & d'une difcufion qu'on ne fçauroit fçavoir fans être élevé dans cette Religion, qu'on peut dire, cher Hypocratte,
avoir plus d'excellence que les autres. Son
objet eft l'Eternel feul, fes devoirs font de
la part de l'homme, l'amour, le raport,
la verité, la confiance, la probité & l'o-
beïffance ; du côté du culte, des prieres &
des élevations de cœur & d'efprit qui rendent fenfible le feu de fon zéle, des facrifi-
ces de gloire au Tout-puiffant & des expia-
tions à fa colere. Elle impofe le repos du
feptiéme jour, qu'elle rend inviolable, elle interdit certains alimens, elle ordonne
des jeûnes, elle fait mouvoir tout ce grand
Peuple par la regle de fes Loix, fa fin eft la
durée de fon alliance, la domination tem-
porelle, & la felicité aprés la refolution
des chofes prefentes : c'eft pour cela qu'ils
fe croyent immortels & qu'ils n'admettent
que la deftruction de la matiere : Je ne fçay
s'ils ne s'attribüent pas cette immortalité,
par diftinction à toutes les autres Nations,
c'eft ce que je n'ay pû decouvrir. Enfin
tout y eft fi grand, & du côté de la majefté, & du côté de la juftice, & du côté
de l'ordre, que toutes les Nations font ve-

mës puiser à cette source , la doctrine , la
connoissance du grand Ouvrier de l'Univers, la mesure de l'équité, la discipline &
les ceremonies , & l'esprit même du Gou-
vernement.

Il est constant que les Caldéens , & les
Hebreux ont repandu dans toutes les autres Nations l'esprit de Religion , qu'ils
ont fait germer cette semence divine en-
sevelie dans la nature , que leur Doctrine
s'est communiquée moins par leur participation que par l'attention que l'on a apor-
tée à les imiter,& comme l'imitation n'est
jamais juste , particulierement en matiere
de Religion , dont les desseins, l'intention,
les Loix , l'établissement de la morale , &
des ceremonies sont mysterieux,& cachez ,
quelques soins qu'on se soit donné à les
étudier , on n'a pas pû puiser chez eux
que quelques formes, quelques ceremonies & fort peu d'érudition qui n'ont pas
laissé d'ouvrir aux Etrangers la facilité de
composer leurs Religions, chacun selon la
portée de leur genie & de leur constitution
naturelle. Les premiers Imitateurs ont été
les premiers Originaux des autres qui les
ont suivis , & par une fecondité qui naist
toute ensemble , & de la necessité d'avoir
une Religion , & de la bizarrerie de l'es-

prit des hommes qui se la veut accommo-
der à son goût, les Religions se sont tellement multipliées sur la terre que non seulement chaque Nation a la sienne toute
differente, mais que dans chacune de ces
Religions, il y a encore une infinité de
sectes qui se trouvent partagées encore en
autant d'opinions differentes qu'il y a
d'hommes d'esprit & éclairez, qui ne se
veulent persuader que leur propre sentiment.

Voilà bien legerement, cher Hypocratte, l'idée & le caractere des Religions,
descendre comme vous le souhaittez dans
leur détail, quand ce ne seroit que des prin-
pales qui sont comme les fecondes sources
des autres, ce seroit aller trop loin dans
une carriere aussi bornée que celle d'une
simple conversation ; je vous diray seulement en general que les Egyptiens aus-
quels on peut attribuer sans s'abuser une
penetration & une étenduë d'esprit qui
nous passe, se sont servis de toute sorte
d'artifice pour cacher leur imitation : car
pour ôter la connoissance & les traces des
progrez qu'ils ont fait chez les Hebreux &
chez les Caldéens, ils ont insinué des traditions dont l'antiquité est si profonde
qu'elle n'est plus contestable ; ils ont jetté

des elles sur toute leur Doctrine , & sur
l'ordre de leur culte , qui sont des Hye-
rogliphiques , des Symboles misterieux ,
des Lettres obscures & inexplicables qu'ils
ont consacrées sur des monumens, qui inspirent du respect & de l'autorité même
aux Nations étrangeres ; & pour se singu-
lariser & dissiper en apparence tous les
raports qu'ils ont avec les Hebreux & les
Caldéens ; ils ont choisi pour objet de leur
adoration, la terre, & les reptiles qui la
couvrent ; ils ont des Prêtres qui gouvernent souverainement, non seulement ce
qui depend de la Religion , mais même de
la Politique & de la conduite populaire :
le seul merite & la doctrine naturelle ,
& de la magie les élevent à ce rang. Ils
pretendent avoir une continuelle correspondance avec les Intelligences , tant celles qui meuvent & reglent les Cieux , que
celles qui inspirent les Elemens , & animent la masse de la terre ; ils persuadent
par là qu'ils ont la clef des causes secon-
des qui leur ouvre la science immense de
l'Astrologie , des Talismans , des Sympa-
ties & des ressorts de toute la machine
en general. J'ay bien remarqué leurs im-
postures, mais j'ay admiré leur adresse dans
l'usage qu'ils en font, & si je ne me suis

abusé moy-même , j'ay reconnu qu'ils
avoient l'art de produire des œuvres plus
que naturels dont le melange levoit tous
les soupçons de leur mensonge : ils mettent tout le Ciel en feu avec de simples
paroles ; ils font entendre le tonnerre ; ils
appellent les gréles & les pluyes ; ils pro-
mettent de l'abondance ; ils predisent la
sterilité , les poisons aëriens qui infectent
les climats ; ils parlent des maladies & de
la mort des hommes , comme s'ils étoient
les arbitres des évenemens ; ils font parler des Monnes ; ils animent de petites
figures de cire , qui deviennent à l'instant
dures & éclatantes comme le porphire , &
l'agathe ; ils font parler des Spectres qu'on
entend & qu'on voit sous des figures bizarres : ils enseignent comme une doctrine de leur Religion , le passage des ames
d'une espece à l'autre , & pretendent que
ce changement de domicile ne se peut
faire qu'aprés l'entiere resolution du ca-
davre. C'est dans l'esprit de cette prevention qu'ils consacrent leurs corps à des
baumes & à des aromates , qui desse-
chant tout ce qu'il y d'humide , leur
procurent l'immortalité ; de sorte que tant
que cette figure humaine subsiste par l'as-
sistance & par la chaleur de ces medi-

camens immortels , l'ame qui l'animoit demeure libre , elle n'eft point contrainte de fe foüiller dans l'union d'une autre ef- pece , & fi pendant le cours de certain nombre de fiécles , elle demeure degagée de la fatale neceffité de la tranfmigra- tion , elle acquiert l'heureufe incompaf- fibilité qui la met au nombre des Intelli- gences qui affiftent à la conduite de l'U- nivers. Ils diftinguent neanmoins le fort des ames , celles qui ont fuivi la voye des crimes qu'ils ont executez , aufquel- les l'impieté & la liberté effrenée des paf- fions , ont fait violer le refpect des Au- tels. Les Loix de l'honneur & de la vie civile ne peuvent atteindre à cette préf- cription contre la fervitude de là tranf- migration ; ils font malheureufement de- ftinez à un éternel concours de la vie à la mort , & de la mort à la vie. Il n'y a que celles qui ont perfeveré dans les devoirs de la Religion , qui ont aimé la juftice & la verité , qui puiffent pre- tendre à la condition de ces fuprêmes Intelligences , qui fera la durée de l'U- nivers ; ils croyent une Divinité de la- quelle eft fortie toute puiffance & toute Creature , dont l'œuvre eft fi éminem- ment forti de fes mains , qu'il a eu d'a-

bord en luy la capacité de se soûtenir sans
son concours. De sorte que cet Etre infini, éternel & incomprehensible, est luy-
méme seul à joüir d'un repos qui n'est &
ne peut être interrompu, qui le laisse dans
cette possession bien-heureuse de son immense plenitude; ils adorent cette Divinité dans la creature, ne se trouvant pas
dignes eux-mêmes de l'adorer directe-
ment, tant parce qu'il leur est incomprehensible, que par l'inutilité de leur adoration qui ne pourroit contribuer à la
gloire de celuy qui ne la peut recevoir
que par luy-même; ils sont persuadez que
l'adoration indirecte est juste & raisonna-
ble, & pour honorer davantage l'ouvrier,
c'est qu'ils l'adorent dans ce qu'il y a de
plus vil parmy les choses creées, qui sont
les insectes, les reptiles & le limon de la
terre; & concluant dans leur Doctrine que
ce grand ouvrage est bien divin, puisque
ce qu'il y a de plus abjet en ses parties est
adorable; ils reverent les Intelligences &
les attestent pour témoins de leurs adora-
tions; ils ont des Misteres, & des Loix.
Leurs Misteres sont envelopez par des
Simboles obscurs, dont il n'y a que leurs
Mages qui ayent l'éclaircissement, tout le
reste de la Nation s'en repose sur eux.

leurs Loix ne sont point écrites, elles sont traditives, la bouche de leur Mage les autorise. Comme ils s'arrogent une antiquité qui passe la memoire de tous les monumens & de toutes les traditions, à la faveur de laquelle ils en imposent autant qu'il leur plaît, ils n'ont point voulu donner d'autoritez à la lettre qui les auroit engagé à une datte, & se sont contenté d'établir toutes leurs Loix sur la vive voix. A l'égard de leurs mœurs privées, ce qu'ils ont de loüable est qu'ils sont sinceres plus que les autres Nations. Ils aiment la doctrine ; ils sont bienfaisans, & ne souffrent personne chez eux dans l'extrême indigence ; ils sont severes jusques à l'excez dans la punition des crimes, parce que leur constitution naturelle est portée à la justice, & que leur éducation est sage ; ils se croyent plus coupables dans l'execution des crimes, aussi ne punissent-ils pas si severement les étrangers : leurs deffauts plus remarquables sont la superstition & la vanité ; ils ne mettent point de bornes à leur culte dans le choix des choses qu'ils proposent à leur adoration ; ils n'observent ny la bienseance ny la raison : le peuple regle tout le détail de la Religion selon

son caprice, & le zéle aveugle qui l'em-
porte. Leurs Mages n'entrent point dans
cet examen, il suffit qu'ils conviennent
des premiers principes, tout ce qu'ils
ajoûtent de leur invention aquiert de la
sainteté aussi-tôt qu'il est consacré par
l'usage & l'exercice. Leur presomption
qui est extraordinaire ne paroit pas leur
être naturelle, les Hebreux qui furent
autrefois mêlez avec eux, semblent les
avoir infectez de cette indigne foiblesse,
par la même application qu'ils ont de ce
vice; ils s'arrogent l'antiquité, comme
eux, la vraye doctrine de la Religion,
l'excellence sur tous les Peuples de la terre, le merite de la Magie, & la preémi-
nence des arts & des sciences : ce n'est
pas qu'il n'y ait quelque fondement dans
cet excez de vanité, s'ils en imposent
sur la profondeur de leur origine, ils
sont loüables d'avoir établi une fiction
dont on ne les peut convaincre. Si leur
Religion est une imitation, elle a cet
avantage sur son modelle qu'elle a sçû
se communiquer à toute la terre, s'ils
n'ont point de titre pour ce premier
rang sur toutes les Nations, la gloire de
les avoir enseigné ne laisse pas de leur
donner quelque caractère de superiorité.

Si les Caldéens ont été plus profonds dans la Magie, ils n'ont pas fçu fi bien qu'eux le mettre en lumiere, & luy donner fon veritable ufage, pour l'érudition la doctrine, s'il eft vray qu'elles ne tirent leur merite que felon qu'elles fe communiquent, & fe produifent, on ne fçauroit difputer aux Egyptiens d'avoir été les premiers maiftres du Monde ; on peut dire que la plufpart des Nations fe font formées fur eux dans l'arrangement de leur Religion. J'ay découvert par de vieilles recherches, en foüillant de vieilles traditions, qu'il y a eu des tems où les hommes vivoient dans les voyes d'une nature toute pure, & non inftruite, une naïfveté fans adreffe & une fimplicité fans art regloit leur cœur & leurs actions : ils n'étoient point fous le joug des Loix, l'ignorance bien-heureufe des crimes les exemptoit de mal faire, & la liberté de fuivre leur propre lumiere dans le choix de leur opinion fur l'Auteur univerfel, les mettoit hors du reproche de l'impieté, en cét état la raifon qui n'étoit pas encore débauchée avoit des lumieres bornées, mais elle étoit plus droite, & moins fujette aux égaremens, les paffions n'étoient point violentes, parce qu'on n'étoit ni parmi les méchans exemples qui

les irritent , ny dans l'habitude de les
écouter , qui les introduit : la mediocrité
regnoit par tout , l'ambition , l'avarice &
la fureur des voluptez , qui n'ont paru
qu'avec le déreglement des mœurs ne
troubloient point le commerce de la vie, on
ne connoiſſoit point de diſtinction parmi
les hommes , il n'y avoit ni empire ni
ſervitude , chacun ſe pourvoyoit de ſes
beſoins de la premiere main de la nature,
on devoit tout au travail dont perſonne
n'étoit exempt , l'art d'aller chercher les
richeſſes dans les entrailles de la terre,
& d'y attacher la valeur de toutes les
choſes de ce monde n'étoit pas trouvé ,
les plaiſirs étoient innocens , on les pre-
noit ſans moleſſe , ſans emportemens ,
ſans inquietude & ſans jalouſie ; on con-
tentoit la nature ſans paſſer les bornes,
les deſirs n'alloient pas plus loin que les
forces , la ſcience fatale de ſe faire aimer,
& de s'engager ſoy-même étoit inconnuë,
cette pureté s'altera par la funeſte ſo-
cieté de pluſieurs familles qui ſe lierent
entre elles , & commencerent à former de
petits Etats , le deſſein d'aſſeurer leur repos inſpire l'expedient d'élever des murs,
& de donner aux plus forts le ſoin de deffendre les autres. On trouva l'invention
de

de mettre le fer en ufage pour armer
les hommes, infenfiblement le métier de
la guerre s'introduifit, l'envie de deffendre fes limites, la neceffité de fe
deffendre de l'opreffion de fes voifins en
fit la plus ordinaire & la plus importante
de toutes les applications. On commença
à gouter la gloire & a fe laiffer toucher
de l'ambition, les plus foibles devinrent
la victime des plus forts, les conquêtes
éleverent des Trônes, fabriquerent des
Septres & des Couronnes, le dégouft
de fe voir gouverner par un feul, & de
ne pouvoir pretende la domination à fon
tour, donna la premiere idée de l'état
populaire. Ce grand progrés de la difpofition des hommes fit naiftre la neceffité de la Religion & du culte des Dieux,
la politique manquoit de motifs pour re-
tenir avec empire les cœurs, & les efprits dans les devoirs de la focieté, il
fallut recourir à la Religion & mettre le
Ciel dans tous les engagemens de la vie;
la crainte de fa foudre, & les appas de
fes promeffes & la raifon à luy rendre
des devoirs pour attirer fa protection, in-
tereffcrent le commun des hommes, &
l'excellence de ce grand moyen par raport aux confiderations de la Politique

E

attirerent les autres & les retinrent dans le respect de la Religion. Il y a bien aparence que son premier usage ne s'étendoit qu'à des vœux , & à quelques sacrifices publics ; on imploroit les Dieux , on leur rendoit des actions de graces , on les reconnoissoit les auteurs de tous les évenemens , on alla plus loin , on s'instruisit de plusieurs traditions , que la Doctrine des Caldéens & des Hebreux accommodez à l'usage des Nations par les Egiptiens avoit ouvert le chemin par tout où pouvoit aller le commerce & la correspondance des hommes , chaque peuple ajoûta du sien aux formes étrangeres qu'il emprunta ; l'invention , la fable , la fecondité de la superstition , l'insolence des Heros qui s'attiroient ses honneurs divins, mirent au jour autant de Dieux & de cultes differens que la licence & le mensonge en voulurent approuver , il n'y a chose dans l'Univers qui n'ait été consacrée toutes les parties du Ciel & de la terre jusques aux elemens , les animaux & particulierement les hommes, les Nations qui ont été mêlées avec les Caldéens sont presque toutes tombées dans l'adoration des Astres , parce que ces Anciens Docteurs remplissoient leurs prieres

de toutes les merveilles placées dans les
Cieux, & comme ils ne s'expliquoient pas,
leurs imitateurs ont pris les expreſſions de
leurs admirations & de leurs reconnoiſſan-
ces pour une veritable invocation : les
autres qui ont eu la communication des
Hebreux ſe ſont propoſez des Simboles ,
mais ils ont bien degeneré ; car cette Secte
éminente dans ſon Eſprit , & ſes inſtitu-
tions avoit pour objet la divinité , & n'in-
troduiſoit les ſignes que pour donner de
l'attention & des regles aux ſens , & pour
rendre plus ſenſible ſon attention à l'E-
ternel , ils n'ont point été compris par
ceux qui les ont étudiés , on ne s'eſt ar-
reſté qu'à leurs ſignes dont on a même alteré la forme en ſculpant des figures , &
s'abandonnant au dernier debordement
de l'Idolatrie , ſans principe & ſans accord. Tout l'Orient eſt impreigné de ces
erreurs, j'ay trouvé plus d'ordre & plus d'é-
ducation dans les Religions de l'Occident;
c'eſt qu'elles ont puiſé ſous les Egyptiens,
on ne les peut neanmoins excuſer d'avoir
ſuivi la fable & la divinité des Heros, mais
cette fable eſt ſoûtenuë de beaucoup de
Doctrine, & cette Divinité humaine a des
endroits pour être juſtifiée , le menſonge
y eſt caché ſous les plus judicieuſes & les

plus faintes apparences, & comme je crois
vous l'avoir déja dit , quelques deffauts
que j'aye trouvé dans chacune de ces Religions, dont le nombre eft infini , ils ne
m'ont point parû être de telle importance
qu'ils puiffent aporter plus de préjudice
aux hommes qu'ils n'en reçoivent d'a-
vantage par les ufages loüables & les
faintes inftitutions qu'elles introduifent ,
& par l'engagement de refpect & de do-
cilité où elle les retient. Il n'y a point
d'hommes qui n'ait le cœur fenfible à la
crainte de Dieu, il a beau fe voüer au libertinage, c'eft une revolte fi elle dure,
fi elle ne dure pas, ce n'eft que par re-
prife : il a des intervalles pacifiques, où
le cœur fe declare en faveur de la Divinité , & s'il arrive ce qui me paroit
tres-rare que ce poinct de lumiere s'éclip-
fe en luy , il tombe dans une nuit d'où
il s'efforce de fortir & prefere la moindre
clarté , quelle fufpecte qu'elle luy foit,
parce qu'elle luy donne une affiette qui
fait fon repos, il la prefere à ces incerti-
tudes & à ces tenebres qui le troublent,
qui l'égarent , & qui le confondent , tant
il eft attentif à luy-même : car il faut
demeurer d'accord que ce grand mouvement de cupidité où il s'abandonne quel-

quefois, le diftrait de fon propre cœur ;
c'eft-à-dire de luy-même , & le met hors
de la portée des inquietudes interieures,
c'eft auffi la principale utilité des Religions de determiner le cœur par le détail d'une certaine Doctrine qui établit
ou des veritez ou des vrai-femblances
équivalentes , fous l'autorité defquelles
elle impofe une morale qui foutient la
volonté , & regle les actions avec d'autant plus de fuccez que tout ce qu'elle
contient eft toûjours droit , jufte & de
mefure à la bonne nature ; l'homme dans
cette éducation a toutes les difpofitions
pour être bon Citoyen & bon Pere de famille ; voila la fin de la politique & le
deffein des Sages ; la fable & l'erreur des
Religions auffi-bien que leur verité ,
ont de preffantes raifons qui les juftifient,
l'idée de la Divinité eft trop abftraite, elle
a trop peu de raport aux fens & à la raifon
ordinaire des hommes pour les rendre at-
tentifs,& les occuper. Il a fallu introduire
des mifteres,inventer des faits,propofer des
Doctrines, impofer des Loix, établir une
Morale,tout cela pour remplir l'homme qui
feroit demeuré vuide , s'il n'avoit eu que
la Divinité pour objet , & ça été la neceffité de ces grands moyens qui a rendu

neceſſaire la fable , & l'erreur , & qui les
a miſes à la teſte de toutes les Religions,
leur diverſité n'a pas été d'une moindre
neceſſité ; la ſageſſe nous apprend qu'on
ne ſçauroit aſſez procurer l'union d'un
Etat, & c'eſt par elle qu'il ne fait qu'un
même corps , & que les particuliers pene-
trez du zele public y ſacrifient juſques à
leur propre intereſt.

C'eſt auſſi pour cette diſpoſition qu'il
ſe maintient , qu'il ſe garantit des trou-
bles interieurs & qu'il eſt à l'épreuve de
la force de ſes voiſins : bien des choſes contribuent à la fermeté de cette union qui
paroiſſent inutiles aux yeux des ignorans,
& tout ce qu'il y a de ſingulier à une Nation qui la rende differente des autres ,
ſont autant de caractéres chez-elle , qui
établiſſent l'uniformité & l'nnion , de
laquelle nait , comme de ſon principe ,
l'amour de la Patrie , ſi neceſſaire pour
ſa conſervation ; mais on peut dire que
de toutes les diſtinctions qui caracteriſent
les peuples il n'y en a point de plus
ſenſible & de plus importante que la
Religion , elle lie les cœurs , reünit les
deſſeins , anime le zéle , reduit tous les in-
tereſts en un ſeul , & fait aller le cou-
rage juſques à la fureur pour la deffenſe

commune. Voila l'effet de la Religion,
quand elle n'a que l'étenduë de la Nation qui la professe, ajoutez, cher
Hypocratte, que les politiques qui ont dû
contribuer à tout ce qui pouvoit bien
établir les Etats, ont sagement toleré la diversité des Religions, à laquelle l'esprit
bizarre des hommes n'a toûjours été
que trop porté, & cette diversité de
Religion d'un Etat à l'autre qu'ils ont
approuvée & regardée par eux, comme le plus funeste des malheurs quand
elle se rencontre dans le sein d'un
même Etat, tant il est vray que les
interests se partagent par la diversité
des Religions, la Divinité même des
hommes quelque insolente qu'elle soit,
a produit de grands effets dans la politique, elle a forcé ceux qui étoient
devorez de cette ambition, de courir à la
gloire & de faire des actions heroïques qui ont souvent fait le salut de
leur Patrie, elle a augmenté & le respect
& la soumission des peuples envers des
Heros qu'ils ont regardé comme des
hommes pleins de Divinité, & ces dis-
positions ont été de grands secours aux
progrez des Etats. Aprés ces reflections.
demeurons d'accord, cher Hypocratte,

de l'utilité de toutes les Religions , la
politique nous force de les aprouver ,
& la raison ne nous permet pas d'en de-
tefter ny les erreurs ny les fuperftitions
puifque leur ufage eft falutaire aux Etats ,
& à ceux qui les compofent ; elles ont
toutes des inftitutions fages , de loüables
deffeins , de juftes morales , & enfin elles
conviennent toutes du même objet , qui
eft la Divinité de quelques figures, qu'elles
la couvrent de quelque fable , qu'elles
rempliffent le culte qu'elles luy voüent ,
elles achevent leurs devoirs , & font de
tous les ouvrages de la fageffe humaine
les plus éminens , les plus indifpenfables ,
& les plus utiles. Voilà en peu de mots
ce que je penfe de l'Auteur de la nature,
& des Religions, me dit-il , il eft temps
de prendre le repos , la nature & la chute
du jour nous y convie il eft tems. Nous
parlerons demain , fi vous le voulez des
mœurs & de l'imortalité. Je me reti-
ray à l'inftant, car il ne m'auroit pas permis de luy marquer ma reconnoiffance par
des loüanges & par des proteftations d'efti-
me , j'allay rejoindre ceux qui m'avoient
amené , ils me témoignerent qu'ils avoient
eu part au difcours de ce Philofophe, ils
s'étoient approché , & à la faveur des

arbres qui les cachoient , ils avoient été
de la converfation fans y paroiftre.

Fin du premier raifonnement.

Je ne manquay pas de me rendre le len-
demain à la cabane pour l'entendre , nous
prîmes nos mêmes places , je le priay de
vouloir continuer , l'affurant que j'étois
penetré de la bonne foi avec laquelle il
m'expofoit fes fentimens.

L'examen des mœurs eft un grand détail , cher Hypocratte, me dit-il , ce n'eft
guere la matiere d'une fimple converfation , fi ce n'eft qu'étant auffi éclairé
que vous êtes dans les mifteres de la nature , & dans la difpofition des organes ,
& des parties du corps humain , il fuffit
que je vous touche legerement ces chofes ,
& que je m'arrefte aux fimples idées.

Les mœurs des hommes font les fuites
& le cours de leurs actions, par raport aux
fentimens & aux inclinations , dont leur
cœur eft prevenu , ils naiffent indetermi-
nez , la conftitution naturelle qu'ils ren-
contrent à leur avenement à l'eftre , les
premieres nourritures , les éducations , les
emplois , les habitudes qui fe forment infenfiblement en eux, les occafions qui les

engagent, les paſſions qui les dominent, & la Religion qui'ils profeſſent , ſont autant de principes differents qui contribuent enſemble à determiner leurs cœurs , & à donner le mouvement à leurs actions , ce n'eſt donc, cher Hypocratte , ny le temperament ny la ſeule raiſon qui regle les mœurs ; mais l'une & l'autre enſemble joints à une infinité d'autres cauſes.

Je vous avoüe que j'ay long-tems obſervé l'homme ſans le pouvoir découvrir, le jugement des Philoſophes que j'ay écouté ne m'a point ſatisfait & s'il étoit vray que j'euſſe atteint la verité là-deſſus , je ne la devrois qu'à un ſiécle d'études & à la blancheur de mes cheveux.

Je remarque que tout l'Univers eſt conduit par une premiere cauſe qui le fait mouvoir , les animaux mêmes ſont determinez en toutes leurs actions par cette conduite ſuperieure , c'eſt ce qui établit ſi éminemment la regularité & l'ordre.

F I N.

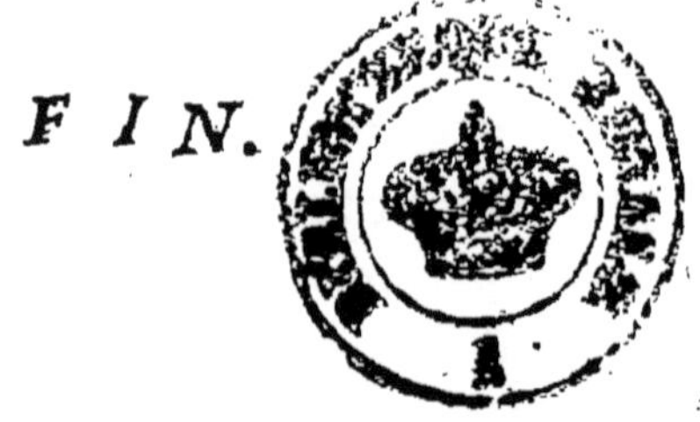

bra,
t as-
natio-
sans,
ois,
rem-
reple-
mble

od
ri;le
cute
que
x la
à la

ro-
fait
in-
no-
r f